DE L'EMPLOI

DU GALVANISME

DANS LE TRAITEMENT

DE LA

GASTRITE CHRONIQUE.

*Mémoire lu à l'Académie royale de Médecine,
en février 1833 ;*

PAR LE DOCTEUR ANDRIEUX,

MÉDECIN DE L'HOSPICE ROYAL DES QUINZE—VINGTS,
chevalier de la Légion-d'Honneur.

<hr>

Paris,

IMPRIMERIE DE BOURGOGNE ET MARTINET,

RUE DU COLOMBIER, 3o.

DE L'EMPLOI

DU GALVANISME

DANS LE TRAITEMENT

GASTRITE CHRONIQUE.

DE L'EMPLOI

DU GALVANISME

DANS LE TRAITEMENT

DE LA

GASTRITE CHRONIQUE.

Mémoire lu à l'Académie royale de Médecine,
en février 1833 ;

PAR LE DOCTEUR ANDRIEUX,

MÉDECIN DE L'HOSPICE ROYAL DES QUINZE-VINGTS,
chevalier de la Légion-d'Honneur.

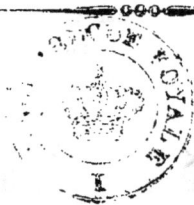

PARIS,

DE L'IMPRIMERIE DE BOURGOGNE ET MARTINET,
RUE DU COLOMBIER, 30.

1835.

MÉMOIRE

SUR L'EMPLOI

DU GALVANISME

DANS LE TRAITEMENT

DE LA GASTRITE CHRONIQUE.

La gastrite chronique est une maladie très grave, qui dure souvent plusieurs années; il est vrai que maintenant on désigne sous ce nom plusieurs altérations de l'estomac, fort différentes les unes des autres sous le rapport de leurs caractères anatomiques, mais se confondant par les symptômes qui révèlent leur existence, et par les causes occasionelles qui leur donnent naissance. Toutes ont pour point de départ l'inflammation de la membrane muqueuse de l'estomac; c'est donc cette inflammation dont il nous faut examiner attentivement les principaux caractères pour en déduire le traitement le plus convenable aux douleurs variées qu'elle fait éprouver.

Lorsqu'une cause irritante agit sur nos organes, elle se fait surtout sentir aux dernières ramifications nerveuses, qui, ne stimulant plus convenablement les capillaires sanguins, les modifient de telle sorte qu'ils se laissent distendre par le sang; de là naissent la rougeur, la tumeur, la douleur, la chaleur, signes caractéristiques de l'état inflammatoire.

On voit que, contrairement à l'opinion généralement

admise, l'inflammation me paraît être le résultat d'une diminution dans l'action du système nerveux.

Les expériences suivantes me semblent mettre cette vé-
rité hors de doute. En irritant pendant peu de temps la
membrane de la patte d'une grenouille, par des agens mé-
caniques, physiques ou chimiques, on voit dans cette
membrane (examinée à la loupe) la circulation devenir plus
rapide, et les vaisseaux se resserrer ; mais le sang présente
encore une apparence globulaire.

Si l'on continue pendant un temps plus long l'application
des irritans, d'autres phénomènes apparaissent : les capillaires se dilatent ; la circulation d'abord plus rapide devient
plus lente ; le sang est plus rouge ; les globules, moins distincts, commencent à se réunir.

Un peu plus tard, la circulation s'arrête entièrement ; le sang
en stagnation ne forme plus qu'une masse sans apparence de
globules, et prend une teinte d'un jaune brun, qui se fonce
de plus en plus. Si la congestion persiste, la dilatation des
vaisseaux augmente, et le sang toujours en stagnation ac-
quiert une couleur noirâtre de plus en plus foncée. Si, au con-
traire, la congestion diminue, le sang reprend un peu de
mouvement, ses globules redeviennent distincts, et à mesure
que les vaisseaux dilatés se contractent, le cours du sang reprend sa rapidité accoutumée.

Il est difficile d'expliquer ces faits par une autre cause que
la diminution de l'action du système nerveux, et quand le
sang, stagnant dans les vaisseaux dilatés, est à peu près aban-
donné à lui-même, la nutrition s'altère, des produits nou-
veaux se forment, et l'on observe alors ces dégénérescences
variées connues sous le nom de squirrhe, de cancer, etc.,
que l'on regardait bien comme occasionées par l'inflammation, mais dont on n'avait pas encore indiqué nettement
l'origine. Revenons à la gastrite chronique, dont ces con-
sidérations nous éloigneraient trop.

Le traitement qu'on lui oppose consiste surtout dans un
régime très sévère ; des applications de sangsues souvent ré-
pétées, et quelques calmans. Il n'est pas rare de voir échouer
ce genre de traitement, qui est cependant le plus générale-

ment employé. C'est qu'en tirant du sang, on ne remédie pas à la cause du mal, on favorise en effet le cours de ce liquide, et on dégorge un peu les vaisseaux qui se sont laissés distendre; mais si leur vitalité est assez diminuée pour qu'ils n'agissent plus avec une énergie suffisante sur le sang qui les parcourt, la maladie continue ses ravages.

Avant les travaux de M. Broussais qui ont jeté sur la gastrite chronique un jour tout nouveau, on la combattait par des médicamens toniques et des alimens fortifians. Ce traitement réussit quelquefois, surtout quand les antiphlogistiques ont été employés sans succès; mais on rencontre beaucoup de malades qui n'éprouvent aucune amélioration après s'être soumis à ces deux genres de traitement si différens. Si les idées émises plus haut sont justes, la raison en est simple, c'est que ni l'un ni l'autre ne s'attaquent à la cause du mal, c'est sur le système nerveux qu'il faut agir.

Parmi les moyens nombreux dont la médecine dispose, le galvanisme me paraît être celui qui mérite la préférence; lui seul, en effet, a le privilége d'agir directement sur les nerfs malades à quelque profondeur qu'ils soient situés, tandis que les médicamens exercent leur action sur la peau ou sur les membranes muqueuses, et n'ont sur le système nerveux qu'une action indirecte.

Des expériences curieuses, faites par Wilson Philips sur des lapins, pour étudier les phénomènes de la digestion, montrent jusqu'où va le pouvoir d'un courant galvanique lorsqu'il parcourt les nerfs de l'estomac.

Il avait choisi deux lapins; tous deux mangèrent des quantités égales de persil. Immédiatement après le repas, les nerfs pneumo-gastriques furent coupés et renversés chez tous deux.

Les extrémités inférieures des nerfs furent, chez un seul, mises en communication avec le pôle zinc d'un appareil galvanique, dont le pôle cuivre était en rapport avec la région épigastrique; quatre heures après, en ouvrant le lapin soumis au galvanisme, on vit que le persil était parfaitement digéré, tandis que chez l'autre qui avait subi une mutilation semblable, cet aliment n'avait éprouvé qu'une altération

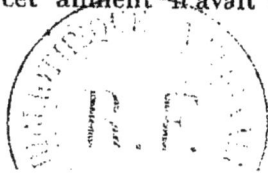

très légère. Cette expérience, répétée plusieurs fois, a toujours donné les mêmes résultats, toujours le courant galvanique a suppléé l'action vitale, et donné la faculté de digérer, à l'estomac, que la section du nerf pneumo-gastrique avait frappé de paralysie.

Dans la gastrite chronique, des phénomènes analogues se présentent : la digestion est impossible ou lente, et extrêmement difficile. Il était fort probable qu'en dirigeant un courant galvanique par les nerfs pneumo-gastriques on rendrait à l'estomac la faculté de digérer ; mais des inductions, si logiques qu'elles paraissent, ne peuvent suffire en médecine. C'est à l'expérience, qui seule ne trompe jamais, à prononcer.

Les faits suivans me semblent de nature à lever tous les doutes.

Première observation.

Madame M..., âgée de 35 ans, a toujours joui d'une bonne santé. Son père, bien portant jusqu'à l'âge de 42 ans, est mort alors d'une attaque de paralysie ; sa mère vit encore, et n'a que les incommodités de son âge.

Dans son enfance la santé de madame M.... était robuste ; à trois ans, elle eut la petite vérole, et la rougeole un peu plus tard. Réglée à quinze ans, sans souffrance, elle s'est mariée à vingt-quatre ans, et n'a pas eu d'enfans.

Au mois d'août 1831, ses forces ont diminué, l'appétit s'est perdu, elle a maigri rapidement, et bientôt elle a ressenti au creux de l'estomac des douleurs continuelles qui augmentaient beaucoup pendant la digestion. L'épigastre était douloureux à la pression, la moindre constriction exercée par les vêtemens rendait la douleur plus vive ; la peau était sèche et brûlante, la soif presque continuelle ; le traitement antiphlogistique ne produisit qu'un soulagement momentané. Madame M.... ne pouvait prendre que quelques alimens faciles à digérer, comme des potages au maigre, ou un peu de laitage, et encore il en résultait pendant plusieurs heures des souffrances très vives et un accablement qui l'empêchait de se livrer à aucune occupation. Elle passa tout l'hiver dans cet état, et quand, au mois de mars 1832, elle vint me consulter, la faiblesse était extrême, la maigreur portée à un haut degré, la peau sèche et terreuse, la langue lisse et légèrement rouge, l'appétit nul. La malade souffrait beaucoup, surtout pendant la digestion des petits potages; le ventre était tendu, ballonné; la constipation habituelle, depuis six semaines les lavemens étaient presque sans effet; il n'y avait pas de fièvre. Madame M.... était triste, morose, elle croyait sa fin prochaine, surtout depuis qu'elle avait su que le médecin qui lui donnait des soins désespérait de son rétablissement. Je lui conseillai de se soumettre au traitement galvanique, qui avait très bien réussi sur une personne de ses amies; elle y consentit, tout en m'assurant qu'elle était persuadée de l'inutilité de cette tentative. Le même jour, 3 mars 1832, un courant galvanique intermittent, fourni par quatorze plaques de deux pouces carrés, fut dirigé de la nuque à l'estomac. Au bout de cinq minutes, madame M... éprouvant de la fatigue, nous cessâmes l'application.

Le 4 mars, la malade fut soumise à l'action intermittente du courant produite par quatorze plaques; elle mangea avec appétit un riz au lait qui passa sans douleur.

Le 5, la malade est mieux, elle paraît gaie, elle est soumise pendant dix minutes à l'action de seize plaques, ce qui lui cause un sentiment de bien-être. En rentrant chez elle, elle mange une côtelette de mouton, dont la digestion est tellement facile, que le soir l'appétit se fait sentir avec beaucoup de force, et elle prend un peu de veau rôti.

Le 6, quatrième séance galvanique semblable à la précédente. La malade marche avec beaucoup plus de facilité, ses forces et sa gaieté augmentent, son estomac n'est pas douloureux à la pression. Au dîner, elle peut manger de la côtelette de veau, et comme cela ne lui suffit pas, elle y ajoute un peu de petits pois.

Le 7, cinquième séance galvanique, augmentation de deux paires de plaques. L'amélioration continue; la malade a mangé un potage gras, du pigeon et de l'omelette, le tout avec un excellent appétit. La constipation cesse, la malade a une selle naturelle.

Le 8, sixième séance. Déjeûner avec du café au lait, qui a été digéré sans douleur, dîner avec une côtelette de mouton et de la chicorée au gras.

Le 9, septième séance. Action de vingt plaques pendant dix minutes; déjeûner comme le jour précédent; dîner avec du potage gras au tapioca, bœuf bouilli, épinards au sucre.

Le traitement fut ainsi continué régulièrement pendant quinze jours. Au bout de ce temps, l'appétit était excellent; la malade pouvait varier ses alimens comme elle le faisait dans un état parfait de santé. Elle avait recouvré sa gaieté, la figure était redevenue fraîche, et l'embonpoint faisait chaque jour des progrès.

Plusieurs fois, depuis la fin de ce traitement, j'ai vu madame M....., dont la santé est excellente.

Deuxième observation.

M. D...., rentier, âgé de cinquante-deux ans, d'une forte constitution, n'a eu d'autre incommodité qu'une blénorrhagie légère à l'âge de vingt-deux ans. A quarante ans, il éprouva, sans cause connue, une douleur très vive dans le talon gauche, qui s'étendait jusqu'à l'articulation du pied et quelquefois jusqu'au mollet. Divers moyens ayant été employés sans succès, il eut recours à un chirurgien, qui pensa que la cause était constitutionnelle, et qui lui conseilla un traitement antisyphilitique. Il prit, matin et soir, des doses considérables de liqueur de Van-Swiéten, et bientôt, supportant mal le médicament, M. D..... perdit l'appétit, ressentit au creux de l'estomac des douleurs assez vives, et quoiqu'il se soumît à un régime très sévère, depuis ce temps les digestions ont toujours été très pénibles.

Au mois d'octobre 1828, quand il vint me consulter, il était dans l'état suivant : maigreur générale assez prononcée, face pâle et souffrante, fatigue au moindre exercice, appétit presque nul, épigastre peu douloureux à la pression, langue large et humide, constipation habituelle; pas de fièvre. Tous les alimens causent de la douleur; digestions très lentes; flatuosités nombreuses, distension énorme de l'estomac pendant la digestion qui produit un état d'accablement invincible; sommeil naturel, morosité, découragement et dégoût de la vie. Le malade avait essayé sans succès d'un très grand nombre de remèdes pris parmi les antiphlogistiques, les antispasmodiques et les toniques.

Il se soumit au traitement galvanique, et le premier jour, l'action de douze paires de plaques pendant dix minutes lui donna un peu d'appétit.

Le quatrième jour, l'appétit était redevenu naturel, les gaz qui tourmentaient le malade ne se produisaient plus qu'en très petite quantité, et il n'était plus obligé de se déshabiller après le repas. Le matin, il était allé à la garde-robe sans lavement; il était plus gai, et se sentait plus fort que les jours précédens.

Après la huitième séance, le malade n'éprouvait plus aucune incommodité, il continua cependant encore pendant douze jours le traitement, et depuis les fonctions de l'estomac ont toujours été parfaitement régulières.

Troisième observation.

M. L.... est venu me consulter le 22 octobre 1827. Né de parens bien portans, à cinq ans il eut la rougeole, à six ans la petite-vérole. A seize ans, jouissant d'une santé excellente, il embrassa l'état militaire. A vingt-deux ans, en 1820, il fit partie du cordon sanitaire réuni sur la frontière d'Espagne. Après y être resté un an, soumis à un régime très succulent, abusant des alimens excitans et des vins du Midi, les fonctions de son estomac se dérangèrent. Il avait une constipation habituelle, de fréquentes envies de vomir, le ventre douloureux. Le mal faisant des progrès, il revint à Paris; le médecin qu'il consulta lui prescrivit un régime doux et quelques purgatifs légers. Il eut alors un duel, et reçut sur la tête un large coup de sabre qui fut suivi d'une hémorrhagie abondante. Depuis cette blessure, les digestions devinrent encore plus difficiles.

Le malade fut soumis à un régime sévère jusqu'en 1826.

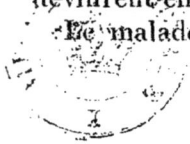

Le mal augmentant beaucoup, il fut réduit à ne boire que du laitage, et un peu d'eau d'orge ou de groseilles. Les envies de vomir étaient continuelles ; il se décida à prendre un émétique, ce qui empira beaucoup son état. On lui fit plusieurs applications nombreuses de sangsues sans obtenir de soulagement ; la faiblesse, qui était grande, lui paraissait diminuer un peu par les évacuations sanguines.

Le 22 octobre, il était dans l'état suivant : face pâle, maigreur extrême, parole lente et embarrassée, tristesse habituelle, morosité ; il reste souvent pendant plusieurs heures sans proférer une parole, ou sans faire un mouvement, ne s'occupant de rien, négligeant ses affaires et ses affections ; douleur constante à l'épigastre et au bord des fausses côtes, langue rose, lisse, sèche ; pouls faible et fréquent, 84 pulsations.

Depuis seize mois, le malade n'a pu prendre aucun aliment, il n'a vécu que d'eau d'orge ou d'eau de groseilles.

Soumis à l'action intermittente du courant galvanique produit par vingt élémens, il la supporta facilement pendant dix minutes. Après la troisième séance, le malade se sentant un peu d'appétit, prit un peu de semoule au lait, il n'eut ni douleur, ni envies de vomir. Le huitième jour, sous l'influence de vingt-six élémens, l'appétit se fit sentir avec beaucoup de force ; le malade ayant mangé de la chicorée au maigre, se releva dans la nuit, et mangea en cachette les trois quarts d'un pain de deux livres qui fut digéré sans douleur.

Après quinze jours de traitement, les forces et la gaieté étaient revenues, il était un sujet d'étonnement pour tous ses amis ; il pouvait manger de la viande, sans éprouver la moindre douleur à l'épigastre.

Comme la maladie avait duré très long-temps, je continuai pendant cinq semaines l'action galvanique, et le malade était arrivé graduellement jusqu'à quarante élémens.

Les séances ne durèrent jamais plus de dix minutes.

Depuis plus de cinq ans, il peut faire usage de toutes sortes d'alimens ; il a repris un genre de vie très actif. Il est venu chez moi il y a peu de jours, et s'étonnait encore de

voir son rétablissement si complet , après l'état alarmant
dans lequel il avait été pendant plusieurs années.

J'aurais pu multiplier ces observations ; mais elles doivent
suffire pour engager à soumettre au traitement galvanique
les malades qui se trouvent dans des circonstances semblables à ceux dont je viens de rapporter l'histoire.

Mode d'emploi du galvanisme.

Pour obtenir du galvanisme les résultats qu'on est en droit
d'en attendre, il faut dans son application des précautions
minutieuses dont une étude spéciale m'a fait connaître toute
l'importance. Jusqu'ici on n'avait pas donné assez de soins
à la construction des appareils. Ceux qui sont le plus généralement employés sont la pile de Volta et l'auge galvanique.

La pile de Volta ne peut jamais donner des résultats com-
parables entre eux, parce qu'à mesure qu'on multiplie le
nombre des couples dont elle se compose, leur poids fait
suinter l'eau acidulée qui imbibe les rondelles, ce qui éta-
blit une communication variable entre les divers élémens
de la colonne, et fait changer à chaque instant l'énergie de
l'appareil.

L'auge galvanique doit être également rejetée, car, après
avoir servi plusieurs fois, les plaques sont couvertes d'une
couche d'oxide qu'il est presque impossible d'enlever , et
l'humidité faisant travailler le bois qui les retient, l'eau acidulée peut à l'insu de l'opérateur établir une communication vicieuse entre plusieurs des élémens. L'appareil dont je
me sers est exempt de tous ces inconvéniens. Il se compose
de petits godets de cristal qui contiennent l'eau acidulée , et
dans l'intérieur desquels plongent des lames de zinc et de
cuivre, qui, fixées par des écrous sur une traverse, sont en-
levées aussitôt que leur action n'est plus nécessaire. On peut
alors nettoyer les surfaces métalliques avec d'autant plus de
facilité que le zinc et le cuivre sont réunis par une vis de
pression qui permet de les séparer. En employant de l'eau
acidulée toujours au même degré , et des plaques d'égale
étendue , bien décapées , le courant galvanique est toujours

comparable à lui-même; mais pour le transmettre au malade, il faut se servir de conducteurs qui ne présentent pas de solution de continuité. Si l'on fait usage de chaînes métalliques, comme celles dont on se sert aujourd'hui, la petite couche d'air qui est adhérente à chacun des anneaux s'oppose au libre passage du courant galvanique, et peut même l'intercepter tout-à-fait. J'emploie un fil de cuivre roulé en spirale, qui jouit de toute la mobilité nécessaire, et dont les extrémités sont assujéties de manière à transmettre le courant, sans aucune déperdition. Ce fil se termine par un excitateur à manche de verre revêtu d'une virole de cuivre, sur laquelle on peut visser des conducteurs appropriés à la forme de la partie que le courant doit parcourir. Pour agir sur le nerf pneumo-gastrique, le fil qui part du pôle zinc est terminé par un arc métallique qui porte à ses extrémités deux plaques de vingt millimètres de diamètre; ces plaques contiennent dans leur intérieur un morceau d'éponge imbibée d'eau acidulée et recouvert d'un disque de peau mouillée qu'un anneau mobile assujétit sur les bords. Quand cet appareil est appliqué sur les parties latérales du cou, l'épiderme est constamment baigné par l'eau acidulée, et le courant galvanique passe avec liberté. Le fil qui part du pôle cuivre est terminé par une plaque de 40 millimètres de diamètre qui est appliquée sur l'épigastre; il en résulte un courant continu dont l'énergie est proportionnée au nombre des plaques employées, et à la quantité d'acide hydrochlorique dont l'eau est chargée. L'eau dont je me sers contient par pinte 150 gouttes d'acide hydrochlorique à 12 degrés. Quand le courant passe ainsi d'une manière continue, c'est surtout à la peau que son action se fait sentir; il y produit un sentiment de brûlure difficile à supporter, et y fait naître promptement des petits boutons dont le sommet s'écorche, et dont la réunion produit des ulcérations superficielles. J'ai varié la forme des plaques appliquées sur la peau, je les ai mouillées avec des liquides plus ou moins conducteurs afin de prévenir le développement de ces ulcérations; mais je n'ai jamais pu les empêcher.

Je n'ai trouvé qu'un seul moyen d'obtenir du galvanisme

tout le bien qu'il peut produire sans qu'il exerce doulou-reusement son action sur la peau, c'est de rendre le courant intermittent. Si pour y réussir on se contente de terminer un des fils par un stylet avec lequel on touche le disque métallique appliqué sur le malade, l'énergie des contractions que le passage du courant fait éprouver augmente, suivant que le contact dure plus long-temps, et qu'il s'exerce à des intervalles plus éloignés. Comme il est important que toutes les commotions soient pareilles, puisque c'est alors seulement qu'elles produisent des effets semblables, j'ai fait construire un pendule dont la lentille porte à son centre un couteau qui touche à chaque oscillation sur une pointe mousse qu'une vis de rappel fait avancer ou reculer de manière à ce que le contact, aussi faible que possible, soit presque instantané. Cet emprunt fait à la mécanique me semblait devoir atteindre complètement le but que je me proposais, mais j'ai vu que les contractions devenaient d'autant plus énergiques que l'amplitude des oscillations était plus petite, parce qu'alors le contact durait plus long-temps. Pour obtenir la régularité dont j'avais besoin, j'ai fait construire une véritable horloge dont le pendule marche toujours avec la même vitesse, et comme l'effet de l'appareil galvanique est d'autant plus intime que les contractions qu'il produit sont plus rapprochées, au lieu de faire toucher le couteau sur une pointe, il frappe en passant sur les dents d'une roue à six pans. Ces dents sont disposées de telle manière que la roue n'en présente qu'une sur le premier côté, deux sur le second, et ainsi de suite jusqu'au dernier qui en porte six. Pendant la durée d'une oscillation, on peut donc obtenir depuis une contraction jusqu'à six, et ces contractions parfaitement isochrones sont toutes semblables entre elles.

Cet appareil permet encore de renverser instantanément la direction du courant, et de le faire marcher de l'origine des nerfs à leur terminaison, ou des dernières ramifications nerveuses jusqu'au tronc qui leur donne naissance, ce qui produit des effets différens. Enfin il marche à volonté pendant dix, quinze, vingt, ou vingt-cinq minutes, et s'arrête de lui-même quand le temps prescrit est écoulé. C'est seulement avec cet appareil que j'ai pu faire sur l'action médicale du galvanisme des observations précises, et me convaincre que cet agent physique n'est pas capricieux dans ses effets comme on l'en accuse généralement, car la variabilité qu'on lui reproche tient à l'imperfection des appareils qu'on emploie.

ANDRIEUX.

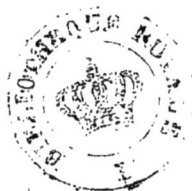

www.ingramcontent.com/pod-product-compliance
Lightning Source LLC
Chambersburg PA
CBHW031417220326
41520CB00058B/6645